Ida Krämer

Werkbericht Weben

Ida Krämer

Werkbericht Weben

GRIN Verlag

Bibliografische Information der Deutschen Nationalbibliothek: Die Deutsche Bibliothek
verzeichnet diese Publikation in der Deutschen Nationalbibliografie; detaillierte bibliografische Daten sind im Internet über http://dnb.d-nb.de/ abrufbar.

1. Auflage 1995
Copyright © 1995 GRIN Verlag
http://www.grin.com/
Druck und Bindung: Books on Demand GmbH, Norderstedt Germany
ISBN 978-3-638-76353-0

Werkbericht Weben

im Rahmen der Ausbildung zur Ergotherapeutin

Tischläufer

Suchworte:

Arbeits- und Beschäftigungstherapie, Ausbildung, Beschäftigungstherapie, Ergotherapie, Weben, Webrahmen, Webstuhl, Kette, Garn, therapeutische Relevanz, Werkbericht,

Kurzbeschreibung:

In dem vorliegenden Werkbericht werden die therapeutischen Aspekte für die Ergotherapie-Ausbildung anhand eines Tischläufers mit Hohlsaum erörtert. Mit technischer Planung, Beschreibung des Arbeitsablaufs, Tätigkeitsanalyse und therapeutischer Relevanz.

Im Anhang habe ich noch eine sehr ausführliche, mit Zeichnungen und Fotos bebilderte Webanleitung zusammengestellt, die auf Erfahrungen auf "großen" Webstühlen in unserer Handweberei basieren. Hinzu kommt eine Einführung in die Bindungslehre, Knotenarten, Patrone, Kette schären, sowie die Einrichtung des Webstuhls

Durch die Ausführlichen Beschreibung bedingt ist dieser Werkbericht mit rund 22 Seiten ungewöhnlich lang.

Zur Autorin:

Ich bin Ergotherapeutin, Kranken- und Kinderkrankenschwester. Ich arbeite seit 1996 als Gruppenleiterin in einer Werkstatt für psychisch Kranke (Bereich Handweberei) und bin in der praktischen Ausbildung von Ergotherapie - Schülern tätig.

1. Arbeitsvorhaben

1.1 Aufgabenstellung

2. Arbeitsvorbereitung

2.1 Materialliste
2.2 Werkzeuge und Arbeitshilfen
2.3 Arbeitsplatz Beschreibung
2.4. Unfallgefahren, Unfallverhütung

3. Arbeitsablauf

3.1 Kette schären
3.2 Kette in den Kamm einziehen
3.3 Aufbäumen der Kette
3.4 Anlängen
3.5 Weben
3.6 Spulen
3.7 Musterreihen - Dreher
3.8 Schussgerstenkorn
3.9 Vorlassen der Kette
3.10 Hohlsaum
3.11 Fertigstellung

4. Handwerksanalyse

4.1. Motorisch - funktionell

4.1.1 Mobilität
4.1.2 Körperhaltung
4.1.3 Muskelkraft
4.1.4 Koordination

4.2. Wahrnehmung (Perception)

4.2.1 taktil-kinästhetisch
4.2.2 Tiefensensibilität
4.2.3 Visuell
4.2.3 Auditiv
2.4 Olfaktorisch

4.3. Geistig - intellektuelle (kognitive) Fähigkeiten

4.3.1 Gedächtnis
4.3.2 Ausdauer
4.3.3 Konzentration

4.4. Emotionalität/ Sozioemotionale Anforderungen

4.4.1 Eigeninitiative/ Phantasie
4.4.2 Soziale Anforderungen

1. Arbeitsvorhaben

1.1 Aufgabenstellung

Weben Sie einen Tischläufer aus Leinengarn.
Verarbeiten Sie das gleiche Garn sowohl für die Kette als auch für den Schuss zweifädig!
Berechnen Sie die Anzahl und die Länge der Kette

1. Garnstärke: 16/2
2. Breite: 40 cm
3. Länge: 90 cm
4. Kamm: 40/10
5. Leinenbindung mit folgenden Musterreihen: Dreher und Schussgerstenkorn.
6. Randabschluss: Hohlsaum

Berechnung der Kette:

a) Anzahl der Kettfäden
Rechenweg:

- Breite des fertigen Werkstücks in cm   +
- 5% Einsprung bei Leinen   +

= Gesamtbreite in cm

Bei einem 40/10-er Kamm benötigt man für **10 cm Webbreite 40 Kettfäden** (d.h. die Anzahl der cm der Gesamtbreite müssen mit 4 multipliziert werden). Zu dieser Anzahl der der Kettfäden müssen **4 Randfäden** (auf jeder Seite werden die letzten beiden Fäden verdoppelt) sowie **ein weiterer Faden** hinzugerechnet werden, um eine ungerade Anzahl Kettfäden zu erhalten, damit beim Einziehen des Kammes mit Schlitz begonnen und geendet werden kann.

Rechnung:

40 cm	= 160 Kettfäden
+ 5% Einsprung 2 cm	= 8 Kettfäden
+ 4 Randfäden zusätzlich	= 4 Kettfäden
+ 1 Faden	= 1 Kettfaden
Gesamtzahl	= 173 Kettfäden

b) Länge der Kettfäden:

Rechenweg:

- Länge des fertigen Werkstückes	90 cm +
- 10% Schrumpfung	9 cm +
- Anlängen am Warenbaum	15 cm +
- Anlängen am Kettbaum	35 cm +
= Länge der Kettfäden	149 cm

3

Bei einem Webrahmen mit Zackenleiste berechnen Sie 70 - 80 cm zum Anlängen. Fransen müssen nicht extra berechnet werden, da hierfür die Anlängen benutzt werden können. Lediglich beim Weben mehrerer Stücke aus einer langen Kette müssen die Fransen hinzu gerechnet werden.

Auf Webstühle (z. B. zum Teppichweben) werden meistens 40 m lange Ketten aufgezogen.

2. Arbeitsvorbereitung

2.1 Materialliste

Leinengarn in Stärke 16/2

2.2 Werkzeuge und Arbeitshilfen

1. Webrahmen, bestehend aus:

- Kettbaum zum Aufnahme der Kettfäden
- Warenbaum zum Aufwickeln des fertigen Gewebes
- Zwei Seitenteile
- Zwei Kammhalter, die auf den Seitenteilen befestigt werden
- Kamm 40/10, d.h. auf 10 cm können 40 Fäden eingezogen werden
- Schiffchen für das Aufwickeln und Durchziehen des Schussgarnes
- Zwei Schraubzwingen, um den Kamm beim Einziehen und Aufbäumen befestigen zu können
- Zwei Anknüpfstäbe
- Musterstäbe für Dreher und Gerstenkorn

2. vier **Schraubzwingen** zum Kette schären oder **Schärrahmen**
3. **Befestigungsmöglichkeit** für die Schraubzwingen (Tisch, Fensterbank...)
4. **Zentimetermaß** oder Gliedermaßstab
5. **Schere**
6. **Bleistift**
7. feine **Häkelnadel** 1.75 zum Einziehen der Kette oder Einziehhaken
8. dicke **Nähnadel** für den Hohlsaum
9. einige **Pappstreifen** zum Einlegen vor dem Anweben

2.3. Arbeitsplatzbeschreibung

Heller Raum, möglichst mit Tageslicht, da z.B. beim Einziehen der Kette in den Kamm sehr genau gearbeitet werden muss, auch um Fehler im Gewebe schnell erkennen und evtl. noch beheben zu können, ist ein heller Raum erforderlich.

Ein **Tisch,** der so groß sein muss, dass der Webrahmen mit voller Breite auf der Tischkante aufgelegt werden kann und der außerdem Platz bietet für benötigtes Werkzeug. Günstig wäre ein in der Höhe verstellbarer Tisch. Dabei soll der Tisch so hoch eingestellt sein, dass sich beim Weben der Warenbaum etwa in Ellenbogenhöhe befindet. Das Arbeiten muss ohne Hochziehen

4

der Schultern möglich sein. Bei der Befestigung des Webrahmens in anderen Positionen (z.B. Vergrößerung der Schräge bis hin zu Senkrechten) lassen sich hinsichtlich des Bewegungsausmaßes und der erforderlichen Aufrichtung im Rücken therapeutische Ziele variieren.

Ein **Stuhl,** der eine gerade Sitzhaltung ermöglicht (Funktionsstellung = 90° - Beugung in Hüft-, Knie- und Fußgelenken), der aufgerichteter Rücken kann angelehnt werden.
Die **Kammstützen** auf dem Webrahmen werden so eingestellt, dass der Kamm mit gestreckten Armen ohne Bewegung aus dem Rumpf heraus gefasst werden kann.

Es muss auf ausreichenden **Bewegungsraum** um den Arbeitenden herum geachtet werden; da die Schiffchen sehr lang sind, ist seitlich, auf beiden Seiten viel Platz notwendig.

2. 4. Unfallgefahren / Unfallverhütung

Beim Weben liegen **keine** besonderen Verletzungsrisiken oder Gefahrenquellen vor.

Erforderlich ist ein sorgfältiger und sachgerechterUmgang mit **Schere und Nähnadeln.**

Bei gleichzeitigen Arbeiten mehrerer Weber ist darauf zu achten, dass jeder **genügend Platz** um sich herum hat, um nicht seinen Nachbarn mit dem Schiffchen zu treffen.

Des weiteren ist darauf zu achten, dass **keine Fadenenden** auf der Erde herum liegen, an denen jemand hängen bleiben könnte.

3. Arbeitsablauf

3.1 Kette schären

Das Schären der Kette bringt die Kettfäden in die gewünschte Länge und erforderliche Ordnung und erfolgt über ein **Fadenkreuz.**
Das Garn wird in **8-er Touren** um die Stäbe des Schärrahmens oder der Schraubzwingen gelegt, so dass jeweils ein **Fadenkreuz** entsteht. Dabei muss der Faden mit gleichmässiger Spannung geführt und nicht zu straff gespannt werden.

Zur Erleichterung beim Abzählen der Kettfäden wird in das Fadenkreuz ein **Zählfaden** eingelegt, der jeweils nach 10 Runden immer wieder verkreuzt wird.

Wichtig: Soll mit verschieden farbigen Garn gewebt werden, müssen die Kettfäden in der vorher festgelegten Farbreihenfolge geschärt werden.

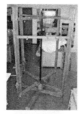 Beispiel für einen Schärbaum, Seitenlängen jeweils 1 Meter, für das Schären langer Ketten geeignet.

Kette schären

Neben einem Schärbaum benötigen Sie noch folgende Werkzeuge/Hilfsmittel, um eine Kette zu schären:

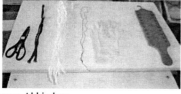
zum Abbinden;

1. Schere: Zum abschneiden der Fäden;

2. Zwei dicke Fäden in Kontrastfarbe: Um Anfang und Ende der Kette zu sichern;

3, Abbindefäden: Um die Kette vor und nach dem Fadenkreuz zu sichern, bei längeren Ketten je 1 Meter

4. Einen ca. 50 cm langen Zählfaden, der bei jeweils 10 gelegten Kettfäden um den Fadenkreuz herumgeführt wird, erleichtert das Zählen der Kettfäden beim Schärvorgang;

5. Ein paar Stoffhandschuhe: Zum Schutz der Hände bei empfindlicher Haut, da die durchlaufende Kette - je nach Materialbeschaffung - Hitze und Verletzungen erzeugen könnte (Leinen, Jute, usw.);

6. Lesebrett: Um gleichzeitig mehrere Fäden schären zu können (Auf dem Bild ist ein Lesebrett mit 20 Fäden abgebildet).

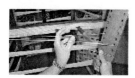 Beispiel für das Arbeiten mit einem Lesebrett. Hier werden gleichzeitig 4 Kettfäden geschert, auf dem Bild wird gerade das Fadenkreuz gebildet

Das **Abbinden** der Kette erfolgt mit einem andersfarbigen Faden:

- direkt am Fadenkreuz
- jeweils rechte und linke Hälfte vor dem Fadenkreuz
- Anfangsschlaufe
- Endschlaufe
- Je nach Länge der Kette auch zwischendurch.

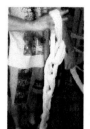

Nun wird die Kette vom Schärrahmen/ Schärbaum **abgehäkelt**. Dies ist besonders bei langen Ketten erforderlich, damit sich die Kettfäden nicht verwirren können.

3.2 Kette in den Kamm einziehen

- Kamm (mit der Wölbung nach oben) mit zwei Schraubzwingen an der Tischkante befestigen.
- Webbreite in der Mitte des Kammes markieren. Einsprung nicht vergessen!
- Abbindefaden am Anfang der Kette lösen, Kette hier aufschneiden.
- Fadenkreuz mit Daumen, Zeige- und Mittelfinger der linken Hand aufnehmen und festhalten.
- Abbindefaden im Fadenkreuz lösen und Zählfaden öffnen.
- Abbindefäden vor und hinter dem Fadenkreuz lösen.
- Obersten Faden über Daumen und Zeigefinger spannen, mit dem Mittelfinger fixieren und mit der Häkelnadel von oben durch den Kamm in den ersten Schlitz einziehen.
- Auf diese Weise alle Fäden einziehen.
- Jeweils mehrere durchgezogene Kettfäden auf gleiche Länge bringen und mit einem Überhandknoten (=Laufknoten) gegen Herausrutschen sichern.

Wichtig: Im ersten Schlitz und im ersten Loch werden jeweils zwei Fäden eingezogen, ebenso am Ende.

3.3 Aufbäumen der Kette

Den Kamm mit der eingezogenen Kette von der Tischkante lösen, wo er vorher mit zwei Schraubzwingen fixiert war. Mit der gewölbten Seite zum Warenbaum hin auf die Kammhalter (in Mittelstellung) auflegen, mit Schraubzwingen fixieren, um ein Verrutschen des Kammes zu verhindern.
Die mit den Laufknoten gesicherten Kettschlaufen liegen zum Warenbaum hin. Alle Abbindefäden lösen bis auf den an der Endschlaufe.

Ab jetzt muss zu zweit gearbeitet werden.

Kette an den Laufknoten so weit durch den Kamm in Richtung Warenbaum ziehen, bis die Endschlaufen vor dem Kettbaum eingehängt werden können. Kette vorne locker herunter hängen lassen. Durch die Endschlaufen den Anknüpfstab (Peitschenstab) ziehen. Den Sicherungsfaden am zweiten Ende des Stabes schließen. Dieser Faden verhindert ein versehentliches herunter rutschen der Kette vom Stab. Letzten Abbindefaden über der Endschlaufe lösen und die Kettfäden gleichmäßig über die Breite verteilen. Es muss darauf geachtet werden, dass die Fäden parallel liegen, evtl. mit Klebestreifen fixieren. Zur Kontrolle, ob alle Kettfäden richtig liegen, Kette vorne stramm halten und einmal den Kamm ins Oberfach bringen. Schmalen Papier- oder Pappstreifen einlegen, Kamm ins Unterfach bringen, ebenfalls einen schmalen Streifen einlegen.

Wichtig: Anschließend den Kamm wieder in die Mittelstellung bringen und fixieren.
Kette nun vom Warenbaum her gleichmäßig spannen und entwirren. Die Spannung muss immer
wieder überprüft werden. Vom Kettbaum her aufwickeln.

Wichtig: Am Kettbaum immer wieder Papier unterlegen, damit alle Fäden gleicmäßige
Spannung erhalten. Besonders auf die Randfäden achten, damit diese nicht vom Papier herunter
rutschen. Nach jedem Nachfassen die Spannung der Kette überprüfen. So weit aufbäumen, dass
nach Lösen der Laufknoten noch ca. 10 - 12 cm des kürzesten Kettfadens über dem Warenbaum
hinaus zum Anknüpfen bleibt. Sperrklinken am Zahnrad einklinken. Die Enden der Kettfäden am
Anknüpfstab anknoten (=Anlängen). Zunächst rechts und links sowie in der Mitte ein paar Fäden
anknoten, damit der Anknüpfstab in die richtige Psition kommt.
Wichtig: Auch hier auf gleiche Spannung und gleichen Abstand der Fäden achten. In einem
zweiten Durchgang nochmals nachspannen.

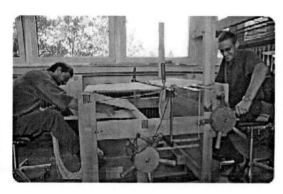

Beispiel für das Aufbäumen der Kette
bei einem Kontermarschwebstuhl.
Webbreite 120 cm. Kettlänge 40
Meter. Die obere Lade mit den Litzen
und der Kamm wurden entfernt.

3.4. Anlängen der Kette (Anlängeknoten)

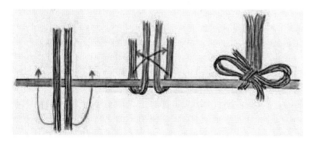

Eine kleine Anzahl von
Kettfäden werden **über** den
Stab gelegt und in zwei Teile
aufgeteilt. Sie werden um
den Stab herum wieder nach
oben geführt. Hier werden
sie **vor** den von oben
kommenden Kettfäden
verkreuzt und zunächst mit
einem **Einfachknoten** dann
mit einer **Schleife** gesichert.

3.5 Beschreibung des Webvorganges

Den **Kammhalter** so einstellen, dass ein guter Fachwechsel möglich ist (Oberfach/Unterfach)
Anweben: jeweils zweimal im Ober- und Unterfach einen schmalen Streifen Zeitungspapier
einlegen, damit sich die Kettfäden gleichmäßig verteilen.
Leinengarn auf die **Webnadel** wickeln oder das Garn auf die Spule wickeln, falls mit dem
Schiffchen gewebt wird. Die Webnadel muss mindestens so lang sein, wie das Gewebte breit ist.

Weben: Webnadel vor dem Kamm durch das Fach ziehen, Schussfaden nachziehen, bis der
Faden im Bogen liegt und am Rand keine Schlaufe übrigbleibt. Webnadel ablegen, Kamm mit
beiden Händen fassen und anschlagen. Fach wechseln,diesen Vorgang immer wiederholen. Bei
längeren Unterbrechungen die Kettspannung etwas lockern.

Wichtig: Der Anschlag muss immer gleichmäßig sein. Den Faden immer ca. 2 Längen von der
Webnadel abwickeln.

3.6 Spulen

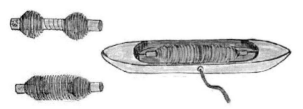

Man steckt die Spule auf die
Spindel des Spulgerätes
und beginnt ca. 2 cm vom
Spulenrand eingerückt, von
links nach rechts in kurzen
Hin- und Herbewegungen zu
spulen. Es ist wichtig, den
Faden während des Spulens
in Spannung zu halten, zu
locker gespultes Material rutscht leicht ab. Der Faden wird nun auf der einen Seite bis zur Mitte
der Spule und zurück geführt, aber jedes mal um ein Stückchen weniger, so dass ein flacher
Hügel entsteht. Dieser Vorgang wird auf der anderen Seite der Spule wiederholt. Anschließend
füllt man den **Mittelteil** der Spule, bis man auf gleicher Höhe mit den Außenteilen angelangt ist.

Wichtig: Damit sich die Spule leicht abrollen lässt, darf sie nicht zu dick sein. Im
Spulenhohlraum befindet sich ein herausnehmbarer Dorn, auf den die Schussspule aufgesteckt
wird. Und zwar so, dass der Faden von unten her durch die an der Seitenwand des Schiffchens
befindliche Öse läuft.

3.7 Musterreihen - Dreher

Einzelne Fäden oder Fadengruppen werden umeinander gedreht.
- Einlesen des Musterstabes im Hochfach vor dem Kamm (muß vor jeder Dreherreihe neu
eingelesen werden)
- Es wird von rechts nach links gearbeitet.
- 1 Schlitzfaden wird nach oben geholt, ein Lochfaden nach unten gedrückt; - sie liegen nun
verdreht auf dem Finger.
- Durch die Dreher den Musterstab legen.
- Musterstab hochstellen, Schiffchen durchschiessen.
- Musterstab entfernen.

- Zwischen zwei Dreherreihen mehrere Reihen in Leinenbindung weben.

3.8 Schussgerstenkorn

- Letzter Schuss im im **Tieffach** dann:
- **Einlesen** des Musterstabes im Tieffach hinter dem Kamm. (Musterstab kann liegen bleiben und muss erst dann neu eingelesen werden, wenn das Gerstenkorn anders verteilt werden soll.)
- Es werden nur die **Schlitzfäden** eingelesen, z.B. 1 Faden auf, 2 Fäden unter dem Stab.
- Wo Leinenbindung erhalten bleiben soll, den Musterstab durch das Fach schieben.

Weben: Hochfach
Mustertieffach: Stab aufgestellt hinter dem Kamm
Hochfach
Mustertieffach
Hochfach
Tieffach - normal, d.h. Stab flach nach hinten.

3.9 Vorlassen der Kette

Nachdem etwa 20 cm gewebt sind, wird die Kette **vorgelassen.** Dazu werden die **Sperrklinken gelöst,** ein Stück abgewickelt und in Richtung Warenbaum **aufgewickelt.** Dann die Sperrklinken wieder eingeklinkt. Die Kettspannung vorsichtig so weit erhöhen, dass die Kettfäden stramm gespannt sind.

3.10 Hohlsaum

Der Hohlsaum wird genäht, solange das Gewebe noch auf dem Webrahmen ist. Den ersten Hohlsaum fertiget man, nachdem etwa 20 cm gewebt wurde, vor dem ersten Vorlassen. Man verwendet das gleiche Material, wie für Kette und Schuss. Das zweite Ende wird ebenfalls auf dem Webrahmen gearbeitet, noch bei straffer Kette.

3.11 Fertigstellung

Das Gewebe **abschneiden,** dabei gewünschte Fransenlänge beachten. Hat man nicht mit einem Hohlsaum gearbeitet, gibt es verschiedene Möglichkeiten, den Rand gegen Ausfransen zu sichern.

1. Fransen knoten
2. Rand verweben
3. Mit der Nähmaschine umnähern
4. Kettfäden miteinander verdrehen.

Nun wird das Gewebe auf lose oder gerissene Kettfäden und eventuell überstehende Schussfäden **überprüft.** Diese müssen sorgfältig vernäht werden. Jetzt wird das Gewebe noch in lauwarmen Wasser mit einem milden Waschmittel von Hand **gewaschen** und in feuchten Zustand **gebügelt.**

4. Handwerksanalyse

4.1. Motorisch - funktionell

Seitliche **Schrittstellung** ist überwiegend. Abwechselnd in Richtung der Fäden zum Kette schären, dabei ist eine ständige Gewichtsverlagerung nötig.

Die Haltung ist **aufrecht**. Es kommt durch die abwechselnde laterale Schrittstellung zur Arbeit hin nicht zu einer einseitigen Belastung.

Stellung von **Kopf und Halswirbelsäule** leicht gebeugt, Brust- und Lendenwirbelsäule aufgerichtet.

Hüfte in leichter Rotation bei Wechsel der Richtung zur Arbeit hin.

Knie von Stand- und Spielbein je nach Belastung abwechselnd gestreckt oder leicht gebeugt.

Fußgelenke je nach Schrittstellung abwechselnd 90° Stellung und kleiner.

Betroffene Gelenke und Muskeln

Gelenke: Schultergelenk in vertikaler Achse mit leichter Rotation.
Ellenbogengelenk in Flexion und während des Richtungswechsels in Rotationsstellung.
Handgelenke in Ab- und Adduktion.
Fingergrundgelenke in Palmarflexion und leichter Rotation.
Fingergelenke ebenfalls in Palmarflexion. Das Hüftgelenk in der vertikalen Achse in Rotation durch die Seitenwechsellage.

Muskeln: Die gesamte Körpermuskulatur ist angesprochen, besonders die dominante Schultermuskulatur, die Arm- und Fingermuskulatur.
Insbesondere die Muskeln:
- M. biceps brachii (Oberarm)
- M. brachioradialis (Unterarm) und der
- M. interossei dorsales (Handmuskeln).

Bewegungen, die beim schären der Kette ausgeführt werden:

- Leichte **Rotation** des Oberkörpers und des Rumpfes.
- **Ad- und Abduktion** sowie **Flexion und Extension** des dominanten Armes.
- **Schlüsselgriff** durch Opposition des Daumens mit Zeige- und Mittelfinger der dominanten Hand zum Führen des Garnes,
- **Faustschluss** der nichtdominanten Hand zur Unterstützung des Garnes zur gleichbleibenden Fadenspannung.

Kraft und Kraftdosierung

Das schären der Kette erfordert **keine** große Kraft, außer um die Schraubzwingen am Tisch fest zu schrauben. **Gute Kraftdosierung** ist erforderlich, um die Spannung der Kettfäden gleichmäßig zu halten.

Motorisch funktionelle Anforderungen beim aufbäumen der Kette an die

Haltung:

Parallelstand zum Webrahmen. Gewichtsverlagerung beim Kämmen des Garnes nach vorne beugend, der Schwerpunkt liegt in der Sagittalachse. Bilaterale Belastung, da ein konstanter Krafteinsatz gefordert ist. Die Stellung von **Kopf und Halswirbelsäule** leicht gebeugt, Anteversion der Wirbelsäule aus dem **Lendenwirbelbereich** und der **Hüfte, Knie** sind gestreckt, **Fußgelenke** 90° Stellung und kleiner. Das Aufbäumen der Kette in aufrechter Haltung liegt schwerpunktmäßig in der vertikalen Achse.

Gelenke und **Muskeln**, die beim aufbäumen der Kette beteiligt sind:

Gelenke:
- Schultergelenke in vertikaler Achse mit leichter Anteversion.
- Ellenbogengelenke in Abduktion und Extension der Arme.
- Handgelenke in Palmarflexion und Palmarextension,
- ebenso die Fingergrund- und Fingergelenke.

Muskeln:

- Rücken- und Schultermuskulatur, insbesondere
M. Trapezius
M. Deltoideus
M. Bizeps brachii am Oberarm,
M. brachioradialis und die
gesamte Hand- und Fingermuskulatur.

Motorisch funktionellen Anforderungen beim aufbäumen der Kette an die Bewegungen:
- Grobgriff zur Gleichbleibenden Fadenspannung.
- Grobgriff zum Drehen des Kettbaumes.

Motorisch funktionellen Anforderungen beim aufbäumen der Kette an die Kraft und an die Kraftdosierung

- **Hoher Kraftaufwand** beim Aufbäumen der Kette für beide Personen.
- **Hoher Tonus** wei allen Arbeitsschritten gefordert.

Schwerpunkte der motorisch-funktionellen Anforderungen bezogen auf den eigentlichen Vorgang des Webens

Es ergibt sich aus der Technik, dass **Arme und Schultergürtelbereich** besonders gefordert sind. Es wird **bilateral** gearbeitet. Beim Zurückführen des Kammes und beim Wechseln des Faches kommt es (fast) zur endgradigen Streckung beider Arme in der vertikalen Ebene, d.h. **Extension** und **Anteversion** der Arme.

Bei der **Extension** des Armes im Ellenbogengelenkes sind
- M. trizeps brachii und
- M. anconeus beteiligt.

Bei der **Anteversion** des Armes im Schultergelenk sind folgende Muskeln beteiligt (Hierarchie nach dem Ausmaß der Beteiligung):
- M. deltoideus
- M. pectoralis major
- M. bizeps brachii
- M. coracobrachialis

Das Anschlagen des Kammes geschieht durch
- **Flexion** und **Extension** im Ellenbogengelenk und
- **Retroversion** im Schultergelenk.

Bei der **Flexion** des Armes im Ellenbogengelenk sind
- M. bizeps brachii
- M. brachialis
- M. coracobrachialis
- radiale Muskelgruppe des Unterarmes beteiligt.

Bei der **Retroversion** des Armes im Schultergelenk sind
- M. latissimus dorsi
- M. teres major
- M. trizeps brachii
- M deltoideus

Das Bewegungsausmaß beim Durchstecken der Webnadel ist abhängig von der Webbreite und von der Länge der Webnadel. Hier werden
- **Flexion** und
- **Extension** des Ellenbogengelenkes mit
- **Abduktion** und
- **Adduktion** der Schulter kombiniert.

Muskeln, die die Abduktion des Schultergelenkes bewirken:
- M. deltoideus
- M. supraspinatus
- M- bizeps brachii

Muskeln, die die **Adduktion** des Schultergelenkes bewirken:
- M. pectoralis major
- M. latissimus dorsi
- M. trizeps brachii
- M. teres major
- M. deltoideus

Handbewegungen während des eigentlichen Webvorganges

Der Kamm wird mit beiden Händen in **Spitzgriffstellung** der Finger und **opponiertem** Daumen geführt.
Die Webnadel wird mit der Hand im **Faustgriff** geführt. Da das Durchschieben der Webnadel mit rechter und linker Hand durchgeführt wird, kommt es zu einem Wechsel der Bewegung schließen-öffnen der Finger, so dass die Beübung reziprok (=wechselseitig) ist.

Feinmotorische Fähigkeiten erfordert das Greifen des Garnes beim Einlegen des Bogens über die Webbreite (Pinzettengriff). Dies erfordert feine Bewegungen und trainiert gleichzeitig die Sensibilität.

4.2. Wahrnehmung (Perception)

Taktile Wahrnehmung

- Es werden **weiche** Materialien eingesetzt. Das Garn fühlt sich **glatt** und **angenehm** an. Je nach Material kann es auch **rauh** oder **kratzig** sein. Dies wird vor allem gespürt beim Schären der Kette, wenn der Faden gleichmäßig durch die Hand läuft und beim Kämmen der Fäden vor dem Aufbäumen, um eine gleichmäßige Spannung zu erreichen.
- Die gespannte Kette ist **fest** und bietet **Widerstand**.
- Beim Weben **fühlt** man das Garn auf der Webnadel.
- Wolle fühlt sich etwas **rauher** an, als Leinen- oder Baumwollgarn.
- Die taktilen Eindrücke sind **eindeutig**. Bei weicher Wolle auch **diffus**.

- Die Gleichmäßigkeit der Spannung läßt sich **taktil** besser überprüfen als **visuell**.

Tiefensensibilität - Kette schären

Durch das Legen der Kette in 8-er-Touren werden **Schulter-, Ellenbogen-** und **Handgelenk** des führenden Armes gespürt. Während die Finger das Garn halten und gleichmäßig laufen lassen, erfolgt das Legen der 8-er-Tour mit lockeren Bewegungen aus Schulter-, Ellenbogen- und Handgelenk (**dynamische Arbeit**)

Tiefensensibilität - einziehen der Kette in den Kamm

Das Einziehen der Kette bedeutet eine große Belastung des **Handgelenkes und der Fingergelenke** der haltenden (linken) Hand, die das Fadenkreuz hält (**statische Arbeit**); dieser Arbeitsschritt ist sehr zeitintensiv und kann nicht durch Pausen unterbrochen werden.

Tiefensensibilität - Kette aufbäumen

Stellt eine **hohe Anforderung an die Tiefensensibilität**, um die Kettfäden in gleicher Spannung zu halten. **Gleichmäßiger, hoher Krafteinsatz** und der Einsatz des **ganzen Körpers** ist dazu nötig. Es werden Schulter- Ellenbogen-, Hand- und Fingergelenke beider Arme gespürt, die die Kette halten. Das Arbeiten gegen Widerstand mit ständiger **Tonusanpassung** ist **ermüdend**.

Tiefensensibilität - Vorgang des Webens

Schulter,- Ellenbogen- und Handgelenke werden hauptsächlich beansprucht und gespürt. Das Ausmaß wird bestimmt durch die Größe des Webrahmens, des Webstückes und die Länge der Webnadel. Beim Anschlagen des Kammes ist **gleichmäßig dosierter Krafteinsatz** erforderlich, damit ein regelmäßiges Gewebe entsteht. Die Qualität des fertigen Webstückes ist im wesentlichen von einer gleichmäßigen Fadenspannung, einem gleichmäßigen Einlegen des Schussfadens und dem gleichmäßigen Anschlag mit dem Kamm abhängig.

Auditive Wahrnehmung

Weben ist eine **stille Tätigkeit**, die Konzentration verlangt. Es entsteht bei der Arbeit **kein hoher Geräuschpegel**, daher auch keine zu diskriminierenden oder selektierenden Reize. Das gleichmäßige, rhythmische Gräusch, das beim Anschlagen des Kammes entsteht, übt eine eher **beruhigende Wirkung** aus.

Weben stellt **keine Anforderungen** an die olfaktorische Wahrnehmung, es entstehen auch keine unangenehmen Gerüche.

Vestibuläre Wahrnehmung

Der eigentliche Vorgang des Webens am Webrahmen wird in der Regel sitzend ausgeführt. **Wenig dynamisches Gleichgewicht, mehr statisches Gleichgewicht** erforderlich.

Figur-Grund-Wahrnehmung

Hohe Anforderungen beim Einziehen der Kette in den Kamm; jeweils der oberste Faden des Fadenkreuzes muss aufgenommen, um kein Durcheinander entstehen zu lassen. Wenn Kette und Schuss aus dem Gleichen Material bestehen, kommen **keine Kontraste** zu Stande, keine eindeutigen Informationen. Trotzdem ist es auf Grund der strukturellen Anordnung der Fäden möglich, die Übersicht zu behalten. Fehler im Gewebe rechtzeitig zu erkennen, um sie beheben zu können, stellt **hohe Anforderungen** an die Figur-Grund-Wahrnehmung.

Visuelle Wahrnehmung - Visuomotorik

Alle Arbeitsschritte beim Weben erfordern eine **intensive Auge-Hand-Koordination (Visuomotorik)**

Räumliche Wahrnehmung

Das räumliche Verhältnis des eigenen Körpers zum Werkstück bleibt beim Weben **konstant**, da der Rahmen schräg vor dem eigenen Körper auf der Tischkante und auf den Oberschenkeln aufliegt (Tischwebrahmen). Allerdings erfolgt beim Weben ein ständiger Seitenwechsel des Schussfadens, so dass einmal von rechts, dann von links usw. gearbeitet werden muss.
Die räumliche Beziehung der Kett- und Schussfäden macht die Struktur des Gewebes aus; sie muss analysiert werden können, um Fehler sehen und beheben zu können.

Der **Schwerpunkt der Wahrnehmungsanteile**

liegt zum einen im **visuellen Bereich**, vor allem **Figur-Grund-Wahrnehmung** und **Visuomotorik**, zum zweiten in der Wahrnehmung der **Tiefensensibilität** und einer guten **Kraftdosierung**.

4.3. Geistig - intellektuelle Fähigkeiten

Nachahmung:

Das Schären der Kette ist durch Nachahmung erlernbar.
Das Einziehen der Kette ist ebenfalls durch Nachahmung durchführbar.
Hier ist es sogar einfacher, das Halten des Fadenkreuzes und die Handhabung der Häkelnadel gezeigt zu bekommen, als sie mit verbaler Anleitung auszuführen.
Der eigentliche Webvorgang, der sich durch wenige Arbeitsschritte, die sich ständig wiederholen, auszeichnet, kann sehr schnell durch Nachahmung erlernt werden.

Abstraktes Denken:

Diese Technik stellt eine hohe Anforderung an das abstrakte Denken, vor allem das Berechnen der Kette mithilfe der vorgegebenen Formel. Bei der Reihung der Arbeitsschritte steht abstraktes, folgerichtiges Denken im Mittelpunkt. Die Planung, welches Muster an welcher Stelle und in welcher Reihenfolge eingewebt werden, erfordert ebenfalls abstraktes Denken.

Grundarbeitsfähigkeiten:

- **Genauigkeit**: Hohe Anforderungen, da vom genauen Planen und Berechnen der Kette, dem sorgfältigen Einziehen und Aufbäumen sowie von Genauigkeit und Gleichmäßigkeit beim Weben das Ergebnis abhängt. Nicht behobene Fehler bleiben sichtbar.

- **Ausdauer**: Ist stark gefordert, da einige Arbeitsschritte sehr zeitaufwändig sind und nur schlecht durch Pausen unterbrochen werden können. Zwischen Beginn der Arbeit und dem fertigen Ergebnis liegt eine große Zeitspanne.

- **Gedächtnis**: eher geringe Anforderungen, da beim eigentlichen Weben nur wenige, sich ständig wiederholende Arbeitsschritte zu merken sind. Falls ein regelmäßiges Wiederholen der Muster gewünscht ist, müssen die jeweiligen Abstände im Gedächtnis behalten oder schriftlich festgehalten werden.

- **Aufmerksamkeit**: Hohe Anforderung bei allen Arbeitsschritten; Fehler im Gewebe lassen sich zwar beheben, jedoch muß unter Umständen viel Zeit investiert werden.

- **planvolles Vorgehen**: währen des gesamten Arbeitsablaufs notwendig.

- **Zeiteinteilung**: Ist bei Arbeitsgängen wie Kette schären, einziehen und aufbäumen notwendig, da diese Arbeiten nicht durch Pausen unterbrochen werden können. Der Webvorgang selbst kann ohne Probleme jederzeit unterbrochen werden, Zeiteinteilung ist also hier nicht notwendig.

4.4. Emotionalität/ Sozioemotionale Anforderungen

Eigeninitiative/ Phantasie

Bei dieser klaren Aufgabenstellung, die eher strukturierend als kreativ - gestalterisch ist, wird nicht viel Phantasie gefordert. Die erforderliche Eigeninitiative ist ebenfalls als gering anzusehen. Anders verhält es sich beim freien Weben, sowie beim Bildweben.

Soziale Anforderungen

Weben ist sozial anerkannt und gilt als schwierig. Viele Menschen haben in der Schule erste Erfahrungen damit gesammelt und haben es als schwierig in Erinnerung. Ist der Ablauf erst einmal internalisiert, bewirkt der gleichmäßige Rhythmus einen gewissen Rückzug, der

beruhigend wirkt. Die Technik wird gleichermaßen von Frauen und Männer ausgeübt, ist also nicht geschlechtsspezifisch.

Anhang

Material- und Werkzeugkunde

Gewebe

Gewebe ist zu definieren als eine **textile Fläche**, die aus Kett- und Schussfäden besteht und im Webvorgang durch Verkreuzung (Bindung) miteinander verbunden wird. Die Kettfäden sind in Längsrichtung angeordnet. Das in Querrichtung des Gewebes verlaufende Fadensystem bezeichnet man als Schuss.

In der Weberei ist die Bindung **das kennzeichnende Element für die Gewebeherstellung.** Gewebe entstehen durch die Verkreuzung von Kett- und Schussfäden. Je nachdem in welcher Art diese Verkreuzung vollzogen wird, kommt es zu unterschiedlichen Bindungen.

Die **Grundbindungen** sind:

1. Leinwandbindung
2. Köperbindung
3. Atlasbindung

Leinwandbindung

Bei Geweben mit gleicher oder fast gleicher Anzahl von Kett- und Schussfäden ergibt sich durch diese Art der Verkreuzung das typisch schachbrettartige Gewebebild. Die Leinwandbindung ist stets gleichseitig, also auf beiden Warenseiten gleich. Aufgrund der engen Fadenverkreuzung liegt jeder Faden nur sehr kurz auf der Gewebeoberseite und ist damit wenig äußeren Angriffen ausgesetzt, wodurch die Gewebe eine gute Schiebe- und Scheuerfestigkeit besitzen.

Köperbindung

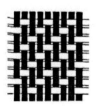

Beim Köper überspringen die Schussfäden zwei und mehr Kettfäden, bevor sie wieder nach unten gehen. In der nächsten Reihe erneut in der selben Reihenfolge, jedoch um einen Kettfaden versetzt. Dadurch entstehen die charakteristischen schrägen Linien, die **Köpergrate.** Liegt vornehmlich der Schußfaden auf der Oberseite, so nennt man dies **Schussköper.** Liegt die Kette oben, ist es ein **Kettköper.** Diese Stoffe haben eine Vorder- und Rückseite, nämlich immer umgekehrt als auf der Gegenseite. Läuft der Schußfaden dagegen zwei über, zwei unter den Kettfäden, handelt es sich um einen gleichseitigen Köper, auch **Doppelköper** genannt.

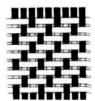

bei der ebenfalls mehrere Kettfäden übersprungen werden bevor ein Kettfaden über dem Schußfaden liegt. Beim nächsten Schuss wird dieser sog. Abbindepunkt um mindestens zwei Fäden versetzt hochgehoben. Auch hier entsteht eine schräge Linie, jedoch unklarer. Im Gewebe rutschen die langen Fadensprünge übereinander, so dass eine glatte Oberfläche entsteht. Die Mindestzahl der gebrauchten Schäfte ist fünf, das Gewebe wird jedoch glatter, wenn die Sprünge länger sind. Atlas hat in jedem Falle eine Vorder- und Rückseite, auch hier nennt man sie Kett- bzw. Schussatlas. Beim Damast werden beide, Kett- und Schussatlas, zur Musterung genutzt, da sie unterschiedlichen Glanz haben.

Patrone

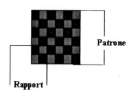

Patrone

Rapport

Bindungen werden zeichnerisch in einer sogenannten **Patrone** dargestellt. Eine Patrone zeichnet man von links unten nach rechts oben. Die Kettfäden werden durch senkrechte Kästchenreihen und die Schussfäden werden in der Patrone durch die waagerechten Kästchenreihen dargestellt. Wenn ein Kästchen ausgezeichnet (in diesem Fall rot) wird, so stellt dieses Kästchen einen Kettfaden dar, der über einen Schußfaden kreuzt (Ketthebung).

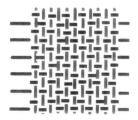

Anlängeknoten

Auf den Abbildungen sehen Sie, wie der Anlängeknoten entsteht:

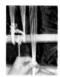

Gekreuzter Weberknoten

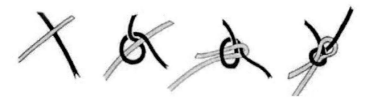

Auf den Abbildungen sehen Sie eine **Knotenart**, die in der Weberei häufig verwendet wird. Hierbei handelt es sich um den gekreuzten Weberknoten

Einfacher Weberknoten

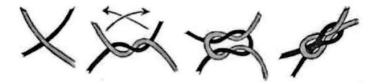

Auf den Abbildungen sehen Sie, wie der einfache Weberknoten entsteht:

Laufknoten

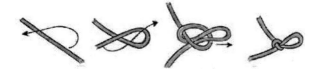

Mit dem **Laufknoten** werden die durch den Kamm eingezogenen Kettfäden gegen das Herausrutschen gesichert.

Besonderheit: Zieht man am freien Ende, löst sich der Knoten wieder.

Schuss

Ist die Bezeichnung für das **in Querrichtung des Gewebes verlaufende Fadensystem.** Die einzelnen rechtwinklig zu den Kettfäden eingetragenen Fäden bezeichnet man als Schussfäden. Als "Schuss" bezeichnet man also alle Fäden, die beim Webvorgang in das von der Kette gebildete Fach eingelegt (eingeschossen) werden.

Der Kettbaum

ist ein Aufwickelkörper in Zylinderform zur Aufnahme der webfertigen Kettfäden in Parallelwicklung.

Kette

ist die Bezeichnung für alle Fäden in Laufrichtung des Gewebes.

Nach dem Anbinden der Kettfäden

Nach dem Anbinden der Kettfäden legen Sie einen Stab durch das offene Fach, wechseln das Fach und legen einen zweiten Stab ein.

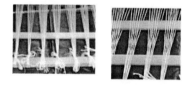

Auf diese Weise kann sehr schnell ein fehlerhaftes Einziehen der Kettfäden erkannt werden.

Webschema eines zweischäftigen Tischwebstuhls

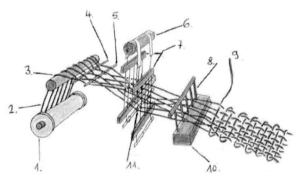

Teile des Webstuhls

1. Kettbaum
2. Kettfaden
3. Streichbaum
4. Geleseleiste
5. Geleseleiste 2
6. Welle
7. Schäfte
8. Kamm (Blatt)
9. Schussfaden
10. Stehlade
11. Litzen

Funktionsprinzip

Dieser Webstuhl besteht aus einem Grundgestell in das der Kett- und Warenbaum drehbar eingefügt sind, aus zwei Streichbäumen, einer Welle zum Fixieren zweier Schäfte und einer Stehlade, in der das Blatt (Kamm) befestigt ist. Kett- und Warenbaum sind am Ende mit einem Zahnrad und einer Sperrklinke versehen, um die nötige Kettspannung zu erreichen.

Lightning Source UK Ltd.
Milton Keynes UK
UKOW01f2038171016

285508UK00001B/62/P